AF589807

ÉLÉMENTS
D'HYGIÈNE

A L'USAGE

DES ÉCOLES PRIMAIRES

PAR LE Dr WEILL (JACOB)

MÉDECIN-MAJOR DE 1re CLASSE,
ANCIEN INTERNE DES HÔPITAUX CIVILS DE STRASBOURG,
LAURÉAT DE L'ACADÉMIE DE MÉDECINE (1879, 1881, 1882),
1er PRIX DE LA SOCIÉTÉ FRANÇAISE D'HYGIÈNE (CONCOURS DE 1881),
CHEVALIER DE LA LÉGION-D'HONNEUR.

CHALONS
IMPRIMERIE-LIBRAIRIE T. MARTIN,
PLACE DU MARCHÉ-AU-BLÉ, 50.

1882

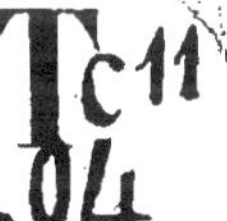

Tc 11
104

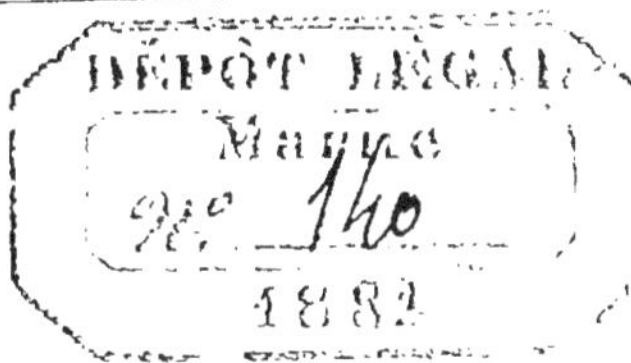
DÉPÔT LÉGAL
Marne
N° 140
1882

ÉLÉMENTS D'HYGIÈNE

?
C 404

ÉLÉMENTS D'HYGIÈNE

A L'USAGE

DES ÉCOLES PRIMAIRES

BIBLIOTHÈQUE NATIONALE RF IMPRIMÉS

PAR LE Dr WEILL (JACOB)

MÉDECIN-MAJOR DE 1re CLASSE,
ANCIEN INTERNE DES HÔPITAUX CIVILS DE STRASBOURG,
LAURÉAT DE L'ACADÉMIE DE MÉDECINE (1879, 1881, 1882),
1er PRIX DE LA SOCIÉTÉ FRANÇAISE D'HYGIÈNE (CONCOURS DE 1881),
CHEVALIER DE LA LÉGION-D'HONNEUR.

CHALONS
IMPRIMERIE-LIBRAIRIE T. MARTIN,
PLACE DU MARCHÉ-AU-BLÉ, 50.

1882

INTRODUCTION

Depuis quelques années on fait en France les plus louables efforts et on s'impose de grands sacrifices pour relever le niveau de l'instruction et de l'éducation de la nation. On a compris que l'indépendance et la prospérité d'un pays dépendaient de la force morale, intellectuelle et physique de ses enfants.

S'il est nécessaire de cultiver le cœur et l'intelligence de la jeunesse, l'éducation du corps a besoin aussi d'être surveillée, surtout à l'époque de la vie où il est en formation et où la direction imprimée aux différents organes dont il se compose a une si grande influence sur la santé pendant toute l'existence.

Il faut, par une bonne hygiène, préparer pour l'avenir des individus robustes, à notre époque surtout où la lutte pour la vie devient de plus en plus difficile.

On a déjà introduit dans les écoles publiques l'enseignement de la gymnastique : or celle-ci n'est qu'une partie de l'hygiène. Chercher à développer et à fortifier le corps de l'enfant par des exercices gymnastiques est chose excellente en effet ; mais on manquerait en partie le but qu'on veut atteindre par là, si d'autre part on négligeait les principales règles de l'hygiène. Les enseigner au jeune enfant dans ce petit traité, tel est le but que nous nous proposons.

Quoique l'enfant ne vive pas toujours dans un milieu dont il puisse à volonté modifier les conditions hygiéniques, il cherchera à appliquer à lui-même les principes d'hygiène qu'on lui aura inculqués à l'école et à les propager dans sa famille. Car il n'est malheureusement que trop vrai, que les notions les plus élémentaires de la science que nous cherchons à vulgariser par ce petit traité sont aujourd'hui ignorées par la majorité des individus. Il y a lieu d'espérer que l'enseignement de l'hygiène dans nos écoles primaires aura une influence favorable sur l'état sanitaire de nos populations.

L'enseignement de l'hygiène est prescrit déjà pour les classes supérieures des collèges et lycées, mais la plupart des enfants ne dépassent pas les études de l'école primaire ; c'est à ces derniers surtout que ce petit livre rendra de grands services. Quant à ceux qui font des études secondaires, ils y puiseront les premières notions d'une science qu'il leur sera d'autant plus facile d'apprendre dans la suite, d'une manière plus complète.

Ce petit traité renferme, sous une forme claire, concise et à la portée des jeunes intelligences, les principales notions d'hygiène. En l'employant pour l'enseignement de la lecture et pour les exercices de mémoire, les élèves retiendront facilement les préceptes qu'il renferme.

ÉLÉMENTS D'HYGIÈNE

A L'USAGE

DES ÉCOLES PRIMAIRES.

CHAPITRE I.

DES SOINS DE PROPRETÉ.

Il est nécessaire d'entretenir la peau de toutes les parties du corps dans un état continuel de propreté ; sinon la santé s'altère et on s'expose à beaucoup de maladies.

Car la peau a un rôle très important à remplir. Elle sert à maintenir chez l'homme une température constante et à débarrasser le sang de certains éléments.

En effet le sang perd par la peau une certaine quantité d'eau qui se vaporise au fur et à mesure. Pour peu que le corps s'échauffe, il s'écoule de la sueur à la surface de la peau par de toutes petites ouvertures invisibles à l'œil nu.

Par d'autres petites ouvertures se répand à la surface de la peau un corps gras qui sert à en conserver la souplesse, à en adoucir les frottements aux plis qu'elle forme.

L'épiderme, ou partie la plus superficielle de la peau, s'use et se renouvelle constamment, et s'en va sous forme d'écailles qui se détachent dans le bain de tous les points du corps.

Le mélange de sueur desséchée, de matière grasse et d'écailles épidermiques, finit par couvrir la peau d'une épaisse couche de crasse chez les personnes malpropres.

On comprend combien la peau doit fonctionner mal lorsqu'elle n'est pas tenue proprement et quel grand préjudice est porté à la santé, lorsque tout ce que le sang doit perdre par cette enveloppe est retenu dans l'intérieur du corps et se porte sur d'autres organes. La peau concourt avec les poumons à l'acte important de la respiration ; elle puise dans l'air les principes utiles et en rejette d'autres devenus impropres à la vie.

Dès la naissance, toutes les parties du corps de l'enfant doivent être lavées journellement avec de l'eau tiède et du savon. On abaissera progressivement la température de l'eau, de manière qu'à partir de l'âge de cinq ans on ne se serve plus que d'eau froide. On prendra une serviette pliée en plusieurs doubles et trempée dans un baquet d'eau ; elle servira d'abord à frotter une seule jambe et le pied. Dès que le linge est échauffé par les frictions, on essuie le membre avec une serviette sèche ; on fait ainsi de l'autre jambe, des cuisses et de toutes les parties du corps. On s'habillera à la hâte et on prendra immédiatement un peu d'exercice et autant que possible à l'air libre.

Ces lotions de propreté, qui doivent être continuées à tous les âges de la vie, rendent aussi le corps moins sensible aux variations atmosphériques, et par cela même évitent beaucoup de maladies. Elles donnent de la force et de la santé.

Avec les lotions quotidiennes, le bain tiède n'est pas indispensable. Si cependant on veut y avoir recours, on ne doit en prendre qu'un par semaine et d'une durée de dix minutes environ. Il aura pour but de déterger le corps complètement des impuretés que les lotions auraient pu y laisser. Les bains tièdes doivent être réservés comme moyen à employer en cas de maladie ; car pris trop souvent ils énervent le corps et le rendent plus sensible aux vicissitudes atmosphériques.

Pendant la bonne saison, il est utile de prendre un bain de rivière tous les jours. Ces bains peuvent être commencés chez l'enfant dès l'âge de quatre à cinq ans.

Pour prendre des bains de rivière, il faut observer les préceptes suivants :

1° Il faut se sentir bien portant pour prendre un bain de rivière.

2° Il faut avoir mangé depuis deux heures au moins, afin que la digestion soit achevée ; sinon il peut survenir par l'immersion dans l'eau des accidents graves et même la mort.

3° Pour éviter les refroidissements, il ne faut pas s'échauffer, en marchant trop vite pour se rendre au bain. Une fois arrivé on doit se déshabiller lentement et exposer le corps nu le moins longtemps possible à l'air extérieur.

4° On ne doit pas rester inactif dans l'eau, mais se donner du mouvement ou nager.

5° Il ne faut jamais rester dans l'eau plus d'un quart d'heure.

6° En sortant de l'eau, il faut bien essuyer la peau ; et après s'être habillé lestement, se donner du mouvement, mais sans s'échauffer au point de provoquer la sueur.

La partie de la peau de la tête sur laquelle poussent les cheveux s'appelle cuir chevelu. Le cheveu prend naissance par un petit renflement ou racine renfermée dans l'épaisseur du cuir chevelu. Les soins à donner pour la conservation des cheveux consistent :

1° A entretenir le cuir chevelu, comme toutes les autres parties de la peau, dans un grand état de propreté, en le lotionnant de temps à autre avec de l'eau légèrement savonneuse et à une température qui n'affecte point désagréablement la tête en chaud ou en froid.

2° A nettoyer et aérer les cheveux tous les jours avec la brosse et le peigne. Si on se sert de brosses trop rudes et si on emploie trop souvent le peigne fin, on irritera les racines des cheveux et par là on provoquera la chute de ces derniers.

3° Si les cheveux sont trop secs, on fera de temps en temps des onctions avec un corps gras. Le meilleur corps gras à employer, c'est la moelle de bœuf associée à l'huile d'amandes douces.

Il faut rejeter toutes les pommades qui ont la réputation de faire repousser les cheveux ; il n'en existe pas.

4° Si les cheveux sont trop gras, on emploiera des lotions à l'eau de son.

5° L'homme, et surtout celui qui n'a pas beaucoup de temps à donner à sa toilette, doit porter les cheveux courts, dont la propreté est plus facile à entretenir que s'ils sont longs. Il ne faut pas couper les cheveux trop ras et trop près de la racine ; il s'agit de leur laisser toujours une longueur suffisante pour que celle-ci soit protégée.

6° La femme porte habituellement les cheveux longs ; elle ne doit pas trop les tirailler et ne pas chercher à leur donner une direction qu'ils n'ont pas naturellement, autrement la racine est ébranlée et la chevelure se perd.

Les dents servent à diviser les aliments afin que ceux-ci soient bien digérés. Pour les conserver saines, il faut tous les matins et après chaque repas nettoyer les dents sur toutes leurs faces, avec une brosse douce en poils de blaireau trempée dans l'eau pure. Il faut agir jusque sur les dernières dents et ne pas se borner à celles de devant. On doit frotter les dents suivant leur longueur, parce que les soies de la brosse sont alors comme autant de petits cure-dents qui glissent entre ces organes et les nettoient bien mieux que si on passe de droite à gauche et que si on n'agit que sur les parties les plus saillantes.

Il ne faut jamais broyer avec les dents des corps durs, tels que noyaux de fruits.

Les dents s'altèrent au contact des températures extrêmes (les boissons glacées ou très chaudes), et par le passage brusque de boissons ou d'aliments très chauds à d'autres très froids, ou réciproquement. Car dans ces cas l'émail qui protège la dent éclate et celle-ci s'altère.

On peut se passer de poudres dentifrices. Celles-ci, tant exploitées par les charlatans, sont souvent plus nuisibles qu'utiles.

Il faut éviter de mettre les doigts dans les narines,

car ils pourraient y entraîner des impuretés et occasionner des maladies du nez.

Pour nettoyer le conduit de l'oreille, il ne faut jamais se servir de corps durs, tels que cure-oreilles ou épingles à cheveux, mais du coin d'un linge fin légèrement mouillé.

Plusieurs fois dans la journée les mains doivent être lavées et les ongles soigneusement nettoyés.

Les pieds doivent être l'objet de soins tout particuliers. On doit les lotionner journellement, comme le reste du corps, à l'eau froide plutôt qu'à l'eau tiède, qui ramollit la peau et dispose aux excoriations, et ne pas négliger de passer un linge mouillé entre les doigts de pied, pour enlever les impuretés qui pourraient s'accumuler en ce point.

Les ongles ne doivent guère dépasser les orteils, pour ne pas être comprimés par la chaussure. Il faut les couper carrément et non pas en rond, pour que les ongles soient toujours un peu au-dessus et hors de la peau de l'orteil et n'entrent pas dans les chairs.

Les soins de propreté ne doivent pas se borner à ceux du corps, mais s'étendre à tout ce qui entoure l'homme, à ses vêtements, à sa literie, à ses ustensiles de cuisine et à son habitation.

CHAPITRE II.

DES VÊTEMENTS.

Les vêtements ont pour but de conserver la chaleur à la surface du corps humain, de le garantir contre les variations de température extérieure, de le protéger contre l'humidité, les chocs, les frottements et d'absorber le produit de nos excrétions cutanées.

Tous les corps de la nature cherchent constamment à se mettre à la même température ; ceux qui sont plus chauds abandonnent de la chaleur aux corps plus froids qui les entourent.

Le corps humain subit cette loi générale. Le vêtement est interposé entre lui et le monde extérieur pour modérer cet échange de température et l'empêcher d'arriver à un point où la santé puisse en souffrir.

Les tissus employés pour la confection des vêtements n'ont pas au même degré la propriété de se laisser traverser par la chaleur. Plus ces tissus sont souples, plus ils emprisonnent de l'air dans l'épaisseur de leurs mailles, plus ils laissent difficilement passer la chaleur.

Ces tissus doivent avoir encore la propriété de se laisser imbiber facilement par la sueur du corps ou l'humidité de l'air atmosphérique, sans abandonner ces liquides trop vite à l'évaporation produite à la surface extérieure du vêtement. Car si cette évaporation était trop rapide, le vêtement et consécutivement la peau se refroidiraient trop vite.

Parmi les tissus employés pour le vêtement, c'est la

laine qui possède ces propriétés au plus haut degré, c'est elle qui conserve le mieux la chaleur de la peau du corps humain et qui se laisse le plus difficilement traverser par les rayons solaires. La laine absorbe aussi facilement la sueur et l'humidité du dehors et ne les abandonne que lentement à l'évaporation.

La laine convient donc dans les pays froids comme dans les pays chauds. De même que l'homme du nord se couvre de vêtements de laine, les indigènes de l'Algérie ont un manteau ou burnous en laine, pour se préserver des rayons ardents du soleil africain.

Ces qualités de la laine, qui se trouvent à un plus faible degré dans la soie, sont très amoindries dans le coton et plus encore dans les étoffes en toile de lin ou de chanvre.

Le coton, tenant plus chaud que la toile de lin ou de chanvre, est préférable pour le linge de corps.

La toile de lin ou de chanvre, absorbant plus facilement l'eau que le coton, est préférée pour essuyer le corps pour les besoins de la toilette.

Suivant que l'étoffe sera de telle ou telle couleur, elle absorbera plus ou moins facilement la chaleur solaire et tiendra donc plus ou moins chaud. La couleur noire absorbe le plus de chaleur ; puis viennent le bleu foncé, le bleu tendre, le vert, le pourpre, le rouge, le jaune et en dernier lieu le blanc qui en absorbe le moins.

Les vêtements les plus chauds, et qui conviennent le mieux par les temps froids, sont donc ceux qui sont confectionnés en étoffes de laine souple, de couleur sombre.

Les vêtements les plus frais, et qui ne conviennent

que par les temps chauds, sont ceux de coton, plus encore ceux de toile de lin ou de chanvre, de couleur claire.

L'évaporation de la sueur est pour le corps un moyen de se décharger d'un excès de chaleur ; aussi les vêtements imperméables, comme ceux de caoutchouc, s'opposant à cette évaporation, sont très pénibles à supporter quand le corps est échauffé.

Le corps exhale des matières gazeuses qui se répandent dans la couche d'air existant entre la peau et le vêtement. Si cette couche d'air n'est pas suffisamment renouvelée, le corps finit par être enveloppé d'une atmosphère viciée qui entrave les fonctions respiratoires dévolues à la peau, ce qui est très nuisible à la santé.

Les amples vêtements des anciens permettaient mieux cette ventilation naturelle que les vêtements collants de nos jours. Aussi ceux-ci s'imprègnent-ils rapidement des exhalaisons de la peau et ne sont-ils guère aérés que lorsqu'on les quitte pour se coucher. Aussi faut-il quitter tous les vêtements en se mettant au lit, ne garder ni chaussettes, ni caleçon, et mettre une chemise de nuit, pour aérer et sécher celle du jour.

Les vêtements du dessous, chemises, caleçons, chaussettes, doivent être renouvelés fréquemment pour être lavés ; car ils s'imprègnent rapidement des excrétions de la peau.

Plus les vêtements sont collants, moins ils tiennent chaud ; car la chaleur du corps se perdra d'autant plus facilement, que la couche d'air interposée entre la peau et les vêtements sera moindre.

Plusieurs vêtements minces superposés, retenant

entre chacun d'eux une couche d'air, tiennent plus chaud qu'un seul vêtement bien épais.

Tout vêtement exerçant une constriction sur la partie du corps sur laquelle il est appliqué, en gêne les fonctions et nuit à la santé.

Le crâne, étant protégé naturellement par les cheveux, ne doit jamais être couvert d'une coiffure à l'intérieur des habitations. Au dehors la tête doit être couverte d'une coiffure légère et perméable à l'air.

En été, la meilleure coiffure est un chapeau de paille à larges bords, qui protège aussi contre les rayons du soleil, la face, les oreilles et la nuque. En hiver une casquette ou un chapeau léger en étoffe tissée ou en feutre. Il faut éviter de couvrir la tête de ces bonnets de fourrure, qui accumulent la chaleur sur cet organe, le congestionnent et favorisent les sécrétions du cuir chevelu.

La coiffure ne doit jamais serrer la tête. Il faut condamner comme une pratique des plus dangereuses, celle qui consiste, dans certains départements de la France, à emprisonner étroitement le crâne des nouveau-nés dans des coiffures qui, vu la flexibilité des os à cet âge, déforment la tête et le cerveau.

La plus légère constriction exercée sur le cou amène des congestions vers le cerveau et gêne la respiration ; car il est parcouru par des vaisseaux sanguins, et par le larynx qui donne passage à l'air respiratoire. Aussi le col de chemise doit il être bien dégagé et la cravate ne jamais serrer le cou.

Il faut dès le jeune âge habituer la peau du cou à être découverte, comme celle de la face. C'est le meilleur préservatif contre les maux de gorge. Pour cette raison on doit bannir les cravates épaisses et le cache-nez ; et parce que la mode exige la cravate, portons-la de petite dimension et aussi légère et souple que possible.

La chemise ne doit gêner nulle part, ni au cou, ni aux épaules. Celle de coton doit être préférée à celle de toile de lin ou de chanvre, comme tenant plus chaud.

La chemise de flanelle rend trop sensible au froid et ne doit être permise qu'aux personnes délicates ou comme remède dans certaines maladies, et dans ce dernier cas être quittée aussitôt que la guérison est arrivée. La chemise de flanelle convient moins dans nos pays tempérés que dans les pays chauds, où elle prévient les refroidissements, en s'opposant à l'évaporation rapide des sueurs.

Le caleçon, qui doit être en coton, est utile en ce qu'il protège le bas-ventre contre le froid et qu'en absorbant les excrétions de la peau, il conserve la propreté du pantalon.

Le pantalon sera supporté par des bretelles élastiques et non retenu sur les hanches par une ceinture serrée ; car celle-ci a l'inconvénient de gêner la digestion et de favoriser la production des hernies.

Le corset ne doit pas exercer la moindre constriction chez la femme et doit être réduit à une ceinture souple, ne servant qu'à soutenir les jupons.

Le gilet, qui revêt la poitrine et la partie supérieure du bas-ventre chez l'homme, ne doit serrer nulle part.

Le principal vêtement du tronc chez l'homme est l'habit, dont le nom varie avec la forme, veste, redin-

R.F. BIBLIOTHÈQUE NATIONALE IMPRIMÉS

gotte, paletot. Chez la femme c'est la robe, avec toutes ses variétés. Ces vêtements, quand ils sont fermés, ne doivent exercer aucune pression à la naissance du cou, ni à la base de la poitrine, ni à l'insertion des épaules, afin de ne pas gêner la respiration, la digestion et la circulation du sang.

Un vêtement qui serre le haut des bras, entrave la marche du sang dans les membres supérieurs, détermine la rougeur des mains et favorise la production des engelures en hiver.

Par-dessus le tout, le manteau garantit contre le froid, la pluie et la neige.

La peau des mains doit être aguerrie contre les variations de température ; ce n'est que par les froids très-rigoureux, qu'on peut avoir des gants en étoffe de laine ou en peau fourrée.

Le bas ou la chaussette sont utiles en tout temps, en ce qu'ils absorbent les excrétions de la peau du pied et conservent la propreté intérieure de la chaussure ; en hiver ils protègent la jambe et le pied contre le froid.

Les jarretières ne doivent pas trop serrer et seront placées non au-dessous, mais au-dessus des genoux, parce qu'en ce dernier endroit, les vaisseaux étant plus profonds, la compression risque moins de déterminer des varices.

La chaussure ne doit comprimer aucune partie du pied. Les souliers, bottes, bottines, doivent avoir la même forme que les pieds ; ils seront larges et obliques aux orteils, étroits au talon, le côté interne plus long que le côté externe. Il faut que les orteils puissent jouer librement dans la chaussure et qu'ils ne soient pas martyrisés au point d'être couverts de durillons. Les talons doivent être larges et peu élevés ; car les hauts talons gênent la marche et déterminent des entorses.

Les vêtements de personnes malades et surtout de celles qui sont atteintes de maladies contagieuses ne doivent plus servir à d'autres ; car les tissus s'imprègnent de principes contagieux qui communiquent la maladie ; et c'est de cette façon que certaines épidémies se sont propagées.

CHAPITRE III.

DE L'AIR ET DES HABITATIONS.

L'homme vit par l'air qu'il respire et par les aliments dont il se nourrit. Mais tandis qu'il ne mange que trois ou quatre fois par jour, il respire seize à dix-huit fois par minute. Si pendant vingt-quatre heures il boit deux ou trois litres d'eau, dans le même temps, il absorbe 8 à 9,000 litres d'air.

La principale nourriture de l'homme, c'est donc l'air ; aussi importe-il que celui-ci soit pur et le moins possible altéré par des éléments étrangers à sa composition normale.

Le principe essentiel de l'air, c'est un gaz appelé oxygène qui, dans l'acte de la respiration, pénètre par les poumons et par les pores de la peau dans le sang et rend ce liquide propre à la vie.

L'air expiré renferme moins d'oxygène que l'air inspiré, mais par contre il contient une plus grande quantité d'un gaz appelé acide carbonique. Ce qui fait que plus un homme reste dans une chambre bien fermée, moins l'air qu'il y respire contiendra d'oxygène et plus il renfermera d'acide carbonique, gaz qui devient nuisible quand il dépasse une certaine proportion dans l'atmosphère.

On comprend aussi d'après ce qui précède, que plus il y aura d'individus respirant pendant un certain temps dans un local fermé, plus l'air de ce local finira par contenir d'acide carbonique et moins il renfermera d'oxygène, et deviendra de plus en plus nuisible à la santé.

Pendant que l'homme est retenu dans son habitation il devra y respirer l'air le plus pur possible, et pour cette raison, celui-ci devra être très-souvent renouvelé par l'ouverture des fenêtres.

La plus grande propreté devra régner dans l'intérieur des habitations et aux alentours. Tout ce qui peut altérer l'air de la rue, de la cour, de la maison, doit en être éloigné. Il ne faut jamais laisser séjourner devant la maison, ni dans la cour, les eaux ménagères, les fumiers et immondices de toute nature; car les émanations de tous ces détritus altèrent l'air qui arrive dans nos appartements et le rendent nuisible à la santé de ceux qui y habitent.

Les provisions, les déchets d'aliments, le linge sale, les hardes de toute espèce doivent être éloignés des chambres habitées, et surtout de la chambre à coucher.

Dans les chambres habitées, les murs, les boiseries, les plafonds, doivent être fréquemment nettoyés ; car ils finissent par s'imprégner des matières qui s'échappent constamment du corps de l'homme. Ce nettoyage est surtout urgent, quand ces chambres ont été occupées par des personnes malades ou atteintes d'affections contagieuses.

Non seulement l'air, mais aussi la lumière doit entrer largement dans nos habitations; car les hommes deviennent pâles et s'affaiblissent dans les logements mal aérés et mal éclairés.

Une habitation humide est fort malsaine. Il faut attendre au moins un an avant d'habiter une maison nouvellement construite, afin de laisser aux murs le temps de se sécher. Il ne faut pas habiter les maisons, qui, par un vice de construction, restent toujours humides ; car dans ces demeures l'homme s'expose à contracter des maladies dangereuses. On reconnaîtra qu'un appartement est humide, lorsque les murailles offrent des moisissures, que les tapisseries, s'il en existe, se détachent et perdent leur couleur, ou que les linges renfermés dans les placards conservent de l'humidité.

Les caves et sous-sols sont humides, privés d'air et de lumière et ne doivent jamais servir de demeure à l'homme.

Un rez-de-chaussée n'est habitable que s'il n'est pas humide, s'il est bien aéré et bien éclairé. Il doit être suffisamment élevé au-dessus du sol, de cinquante à soixante centimètres environ, et construit sur une cave voûtée, bien ventilée. Il faut encore, que la hauteur des maisons voisines n'empêche pas l'air et la lumière d'y arriver librement.

Les logements situés sous les toits sont malsains,

parce qu'ils sont trop froids en hiver et trop chauds en été.

La cuisine doit être bien éclairée et bien aérée. La fumée et les gaz de la combustion doivent trouver une issue facile. L'évier doit être abondamment pourvu d'eau. Les eaux ménagères ne doivent pas séjourner à la cuisine et doivent être entraînées dans un tuyau aboutissant d'un côté à l'évier et de l'autre au dehors de la maison, à l'égout si c'est possible. Le sol de la cuisine doit être dallé ou carrelé, pour être facilement nettoyé, et les murs blanchis à la chaux au moins une fois par an.

La chambre à coucher est la pièce dans laquelle nous séjournons le plus longtemps sans que l'air en soit renouvelé par l'ouverture des fenêtres. Il faut donc choisir à cet usage la pièce la plus vaste, la mieux aérée et la mieux éclairée de nos appartements. Elle doit avoir au moins 3 mètres à 3^{m} 50 de hauteur de plafond, ne doit pas renfermer de meubles inutiles qui diminuent d'autant la quantité d'air respirable, ni aucun objet pouvant donner lieu à des émanations malsaines. On ne doit doit jamais y mettre ni plantes, ni fleurs odoriférantes. Il faut proscrire d'une façon absolue comme chambres à coucher les alcôves fermées ou les cabinets obscurs.

La chambre d'habitation, où la famille passe les heures de la journée qui ne sont pas consacrées au travail au dehors où à la promenade, doit aussi être dans de bonnes conditions d'aération et de lumière.

Les cabinets d'aisance doivent être tenus avec la plus grande propreté et bien aérés par une grande fenêtre, afin que les émanations aient une issue facile au dehors et ne pénètrent pas dans nos appartements. Les parois des fosses d'aisance doivent-être bien cimentées, afin que les matières liquides ne pénètrent pas dans le sol et l'infectent. Car les émanations répandues dans l'air par un sol infecté de la sorte constitueraient un grand danger pour les habitants de la maison et des maisons voisines.

S'il y a une écurie attenant à la maison, elle doit être éloignée du logement et ne communiquer avec celui-ci par aucune porte ou fenêtre. Le sol de l'écurie doit être en pente, dallé ou pavé, afin que l'urine des animaux s'écoule facilement ; elle doit-être recueillie dans une fosse à purin qui reçoit aussi les eaux du fumier. Les parois de cette fosse doivent être cimentées et l'emplacement du fumier bien pavé, pour que le sol ne soit pas infecté. La fosse à purin et le fumier doivent être éloignés des habitations et le fumier enlevé aussi souvent que possible.

Les maisons situées sur de grandes places et dans des rues larges devront toujours être préférées à celles des petites rues étroites qui ne reçoivent pas assez d'air et de soleil.

Une maison isolée sur ses quatre faces et qui recoit de tous côtés l'air et la lumière est l'habitation la mieux partagée. Si cela n'est pas, l'habitation doit avoir, outre sa façade antérieure sur la rue, sa façade postérieure libre et donnant sur une vaste cour et encore mieux sur un jardin, et non sur une espèce de puits profond, peu éclairé et humide, servant de cour, comme cela arrive souvent dans nos grandes villes.

La meilleure orientation d'une habitation est la façade antérieure exposée à l'est, et la façade postérieure à l'ouest.

Dans un appartement, les chambres à habiter pendant le jour sont celles qui reçoivent le plus de soleil. Il ne faut jamais destiner à cet usage les locaux uniquement exposés au nord et il faut éviter les logements qui n'ont que cette dernière orientation.

Quand il fait froid au dehors, nous sommes dans la nécessité de chauffer nos appartements ; mais il ne faut jamais y pousser la température au-dessus de 15 à 18 degrés du thermomètre centigrade : car nous nous exposons d'autant plus aux refroidissements en sortant de chez nous que la différence entre la température du l'intérieur et celle du dehors sera plus grande.

Le moyen de chauffage le plus hygiénique, c'est la cheminée où l'on consume du bois. Il est vrai que c'est le moins économique ; mais par contre les gaz de la combustion, si nuisibles à l'homme quand ils s'accumulent dans une pièce habitée, sont éliminés facilement, et l'aération des appartements est favorisée par l'emploi de la cheminée.

La houille, le coke, la tourbe produisent par la combustion plus de gaz nuisibles que le bois.

Les poêles en fonte, où l'on brûle généralement de la houille et du coke, s'échauffent et se refroidissent rapidement ; ils déversent dans l'air plus de principes nuisibles que la cheminée et favorisent moins l'aération de la pièce. Il faut avoir soin avant d'allumer ces poêles, d'en essuyer la poussière ; car celle-ci en brûlant au contact de la fonte échauffée, répand dans l'air des gaz délétères. Ce moyen de chauffage dessèche l'air des appartements et le rend irritant pour les poumons ; aussi faut-il avoir soin de mettre sur le poêle en fonte un vase rempli d'eau, qui en s'évaporant rémédie à cet inconvénient.

Le poêle en faïence où l'on consume du bois s'échauffe et se refroidit lentement. Ce moyen de chauffage est plus hygiénique que le précédent.

Il vaut mieux que les tuyaux des poêles ne soient pas munis de clefs pour règler la température ; car ces instruments fonctionnent presque toujours mal ; et si malheureusement ces clefs sont fermées, les gaz de la combustion restent dans l'appartement ; de là des accidents mortels. L'usage de la chaufferette expose aux mêmes dangers, aussi ne doit elle jamais être employée dans un local fermé.

Lorsque la lumière du jour nous fait défaut, nous nous servons dans nos habitations de moyens d'éclairage artificiel. Parmi ces derniers il faut choisir ceux qui nous permettent de bien voir les objets sans fatiguer la vue et qui vicient le moins l'air par les gaz de la combustion.

La chandelle de suif éclaire mal, et dégage en brûlant beaucoup de gaz nuisibles. La bougie de stéarine éclaire mieux et vicie moins l'atmosphère.

La vieille lampe à huile, composée d'une petite mèche plongeant dans un réservoir est un mauvais moyen d'éclairage. Les lampes à huile de nos jours, dans lesquelles l'huile monte dans la mèche par un mécanisme spécial valent beaucoup mieux ; l'éclairage peut en être gradué, et les produits de la combustion sont beaucoup moindres qu'avec la vieille lampe. C'est le meilleur moyen d'éclairage pour les demeures particulières. Il est bon d'adapter un abat-jour à ces lampes, pour que la lumière arrive suffisamment à nos yeux sans les offenser.

La flamme du pétrole a un éclat plus vif et plus irritant pour les yeux, que celle de l'huile ordinaire. La combustion du pétrole vicie moins l'atmosphère que les moyens précédents ; mais le maniement de ce produit présente des dangers d'incendie et d'explosion qui doivent en faire redouter l'emploi.

Le gaz à éclairage ne doit pas être employé dans nos appartements privés, à cause des fuites qui peuvent se produire et des produits toxiques auxquels ce gaz est souvent associé, et qui avec ceux de la combustion altèrent profondement l'atmosphère. Ces inconvénients pourront disparaître plus tard quand on aura perfectionné les moyens de purification de ce gaz et l'installation des appareils d'éclairage.

CHAPITRE IV.

DE L'ALIMENTATION.

Nous trouvons dans l'air que nous respirons et dans les aliments que nous introduisons dans l'appareil digestif les éléments nécessaires à l'entretien du corps et à son accroissement dans le jeune âge.

Les diverses parties constituant le corps humain sont formées d'eau, de substances albuminoïdes analogues au blanc d'œuf, de matières grasses, de sels comme le chlorure de sodium ou sel marin et le phosphate de chaux, de minéraux comme le phosphore et le fer.

Comme pour vivre et pour travailler le corps humain use constamment une certaine quantité de ces éléments, ceux-ci ont besoin d'être remplacés et sont tirés des aliments que l'homme absorbe, et qu'il trouve dans le règne animal et végétal. Il lui faut aussi des boissons dont la plus importante est l'eau.

Le corps humain renferme environ les trois cinquièmes de son poids d'eau. Un homme adulte perd journellement environ trois litres d'eau, moitié par les urines, moitié par la peau et les poumons. Il récupère cette perte en partie par les aliments solides, qui tous renferment plus ou moins d'eau ; mais la plus grande partie il la trouve dans l'eau qu'il boit.

L'eau qui sert de boisson à l'homme doit remplir certaines conditions : elle doit être incolore, limpide, inodore et avoir une saveur fraîche légèrement agréable.

Toute eau colorée doit être rejetée comme boisson.

Si l'on n'a pas à sa disposition d'autre eau que de l'eau rendue trouble par des matières terreuses ou même des matières organiques végétales ou animales fraîches, il faut la décanter ou la filtrer avant de la boire. Mais il est dangereux de boire d'une eau qui renferme des matières organiques végétales ou animales en décomposition, et quand même on l'aurait filtrée.

L'eau de bonne qualité doit avoir une légère saveur piquante et doit surtout être fraîche.

Boire de l'eau froide ou glacée, quand le corps est en sueur, peut donner lieu à de graves accidents, et surtout quand on est échauffé par l'exercice ou par la marche.

Il faut laisser séjourner l'eau trop froide dans un vase avant d'en boire, pour qu'elle acquière la température convenable, qui est de 9 à 11 degrés du thermomètre.

Si on était forcé de boire de l'eau glacée, il ne faudrait l'avaler que par petites gorgées, pour lui laisser le temps de s'échauffer dans la bouche avant d'être introduite dans l'estomac.

L'eau tiède est indigeste et donne des nausées.

L'eau chaude pousse à la transpiration.

L'eau pour être potable doit-être aérée : ainsi l'eau provenant de la neige fondue est fade et indigeste.

Les eaux renferment toujours quelques matières minérales en dissolution, qu'elles empruntent au sol qu'elles traversent.

Les eaux chargées de sels calcaires sont impropres à la boisson ; elles se reconnaissent en ce qu'elles cuisent mal les légumes et qu'elles ne font pas mousser le savon.

La meilleure eau potable est l'eau de source. L'eau des fleuves et des rivières est plus ou moins souillée au passage des centres habités et a besoin d'être filtrée avant d'être employée pour l'usage alimentaire.

L'eau des étangs, des flaques d'eau, des mares et des marais ne doit jamais être bue.

Pour que l'eau de puits soit potable il faut que celui-ci soit profondément creusé, que les parois en soient cimentées, et qu'il n'y ait pas d'infiltrations de matières provenant du voisinage de fosses d'aisance, de dépôts de fumier ou d'écuries.

Quand on n'a que de mauvaise eau à sa disposition, elle peut à la rigueur être rendue potable par la cuisson suivie d'aération.

Outre l'oxygène et l'eau, le corps humain a besoin d'aliments contenant les principes nécessaires à l'entretien des organes, et d'autres qui produisent de la chaleur ; les premiers, comme le blanc d'œuf, le gluten de la farine, sont appelés aliments plastiques ; les autres, comme la graisse, le sucre, sont des aliments dits respiratoires. Les premiers, renfermant surtout un corps appelé azote, prépondérant dans la trame de nos tissus, sont encore appelés azotés ; les seconds, formés en grande partie de carbone, combustible par excellence, sont aussi appelés non azotés.

Les uns et les autres existent dans le règne animal et végétal ; mais le règne animal fournit plus d'aliments azotés que le règne végétal.

Les aliments complets sont ceux qui renferment à la fois des éléments azotés et non azotés.

Le lait est un des meilleurs aliments du règne animal ; c'est un aliment complet, il renferme tous les éléments nécessaires à l'entretien de la vie et doit être la seule nourriture de l'enfant dans les premiers mois de son existence.

Certaines maladies pouvant se transmettre par le lait de l'animal à l'homme, il est bon de faire cuire ce liquide avant de le boire, afin de détuire par la chaleur les germes contagieux. Ainsi il est reconnu qu'une des maladies les plus graves, la phtisie a été souvent communiquée par le lait de la vache aux enfants qui s'en nourrissaient.

Le fromage est très-nutritif ; c'est un aliment d'autant plus complet et plus facile à digérer qu'il est plus gras. Il faut se méfier des vieux fromages ayant un goût trop fort ; ils sont indigestes et déterminent souvent des maladies des organes digestifs.

Le petit-lait peut servir de tisane rafraîchissante ; mais il ne renferme guère de principes nutritifs.

Le beurre, comme toutes les graisses, est un aliment non azoté ou respiratoire ; il est très-agréable au goût quand il est frais, et très utile à l'homme.

La viande est un aliment complet et de tous le plus nutritif. Seule la viande d'animaux sains doit servir à la consommation.

La couleur de la viande de bonne qualité est rouge chez le bœuf et le mouton, blanche chez le porc, le veau, l'agneau, le chevreau. Elle doit être suffisamment chargée de graisse ; cette dernière doit être ferme, blanche ou légèrement jaunâtre et la moëlle des os ferme, d'un blanc jaunâtre et légèrement rosée.

La viande renferme des parties nutritives qui sont la fibre musculaire et la graisse, d'autres qui ne le sont pas, telles que les os, cartilages et tendons et aussi une certaine quantité d'eau.

La viande des animaux adultes est la meilleure. Si elle provient de bêtes trop jeunes, elle est peu nourrissante, et de bêtes trop vieilles, elle est coriace et difficile à digérer.

Les bœufs engraissés de 4 à 8 ans fournissent d'excellente viande. Celle de vaches engraissées ayant au-dessous de cinq ans, quoique inférieure à la précédente, est encore très bonne.

Les meilleurs morceaux de la bête sont l'aloyau et le filet.

La viande de veau est moins nourrissante que celle de bœuf ; elle est aussi plus difficile à digérer parce qu'on ne peut pas la mâcher et la triturer aussi facilement que cette dernière.

Tandis qu'il faut trois heures pour digérer la viande de bœuf, il en faut quatre ou cinq pour celle de veau. Quant à l'âge, le veau qui fournit la meilleure viande est celui de six semaines.

La viande de mouton est une nourriture plus légère que celle de bœuf et convient aux personnes qui ne se donnent pas beaucoup d'exercice. Les meilleurs morceaux du mouton sont le gigot et l'épaule.

La viande de porc est moins nourrissante et plus difficile à digérer que celle de bœuf. La digestion de la viande de porc rôtie exige de cinq à six heures.

La viande de cheval, provenant d'un animal jeune et bien portant, est nourrissante, mais moins que celle de bœuf.

Les viscères, tels que la langue, le cœur, le foie, les reins et le cerveau sont très nourrissants, mais d'une digestion plus difficile que la viande proprement dite.

Les poumons sont peu nourrissants et très-difficiles à digérer.

La viande de poulet est très nutritive et très facile à digérer. La meilleure est celle du poulet engraissé en liberté, ayant environ un an.

Les jeunes pigeons fournissent une excellente viande.

La viande d'oies et de canards engraissés est très nourissante, mais d'une digestion laborieuse.

Le gibier à poils et le gibier à plumes fournissent une viande très riche en principes nutritifs et de digestion facile.

Il ne faut jamais manger de viande crue, car elle peut contenir des parasites, tels que le tœnia et la trichine, qui, continuant à vivre et à se développer dans le corps de l'homme, rendent celui-ci très-malade. La cuisson ou le rôtissage de la viande font disparaître ce danger.

Le meilleur mode de préparation de la viande est le rôtissage. Sous forme de rôti, la viande conserve le mieux toutes ses propriétés nutritives, est appétissante et facile à digérer.

Le bouillon ne renferme qu'une très-minime quantité de substances nutritives. On peut considérer le bouillon comme un liquide qui excite la digestion et qui ne nourrit guère, sous le nom de potage ou soupe, que par le pain, les légumes ou autres substances qu'on y fait tremper.

La viande qui fait le bouillon ou bouilli perd de son poids, devient filandreuse, sèche, insipide et d'une digestion difficile.

On voit, d'après ce qui précède, qu'il faudrait réagir contre l'engouement qui existe, surtout en France, pour le bouillon, le potage et la soupe, et qu'il serait plus utile de manger la viande rôtie, que sous cette forme dégénérée appelée bouilli, surtout dans les ménages peu fortunés où on n'a le plus souvent qu'un plat de viande par repas.

La salaison et le fumage sont des moyens employés pour conserver la viande, mais qui lui enlèvent de sa valeur nutritive et de sa digestibilité.

La chair des poissons, en raison de la grande quantité d'eau qu'elle renferme, est beaucoup moins nutritive que celle des mammifères et des oiseaux.

La chair du homard et celle de la langouste sont nourrissantes, mais difficiles à digérer.

Les escargots, les écrevisses et les huîtres, ont une certaine valeur nutritive et sont de digestion facile.

Les œufs d'oiseaux et surtout ceux de poule figurent largement dans notre alimentation. L'œuf est un aliment complet et très nutritif. L'œuf frais et l'œuf légèrement cuit ou à la coque sont faciles à digérer. L'œuf dur est de digestion plus difficile.

Pour reconnaître le degré de fraîcheur des œufs, on les plonge dans un vase renfermant de l'eau salée à un dixième de sel de cuisine.

L'œuf d'un jour tombe au fond ; celui de trois jours nage entre deux eaux ; celui de cinq jours reste à la surface du liquide.

Les aliments du règne végétal sont généralement moins riches en azote que ceux du règne animal ; les premiers renferment surtout du carbone.

Le plus important des aliments du règne végétal, c'est le pain ; il est fait avec la farine des céréales. C'est un aliment complet et très nourrissant. Le pain fait avec la farine de blé est plus nourrissant et plus facile à digérer que le pain de seigle.

Le pain de bonne qualité doit avoir une odeur et un goût agréables ; il doit être bien levé et bien cuit. La croûte doit être ferme, avoir une certaine épaisseur et adhérer à la mie ; celle-ci doit être parsemée de trous inégaux et ne pas rester collée aux doigts quand on la comprime dans la main.

Le pain ne doit être consommé qu'environ douze heures après la cuisson. Le pain rassis est facile à digérer ; le pain chaud est de digestion pénible ; le pain vieux envahi par les moisissures devient nuisible à la santé.

Les légumes secs, pois, lentilles, haricots, renfermant, outre le carbone et d'autres éléments, une notable quantité d'azote, sont très nourrissants, mais de digestion difficile.

Les pommes de terre renferment très peu de substance nutritive. L'homme, qui ne disposerait que de cet aliment, serait forcé d'en manger une quantité énorme, d'en charger son estomac, et encore cela serait-il à peine suffisant pour l'entretien de la vie, surtout chez les jeunes sujets qui n'ont pas achevé leur croissance.

Les légumes herbacés sont peu nutritifs, mais ils ont leur utilité dans le régime alimentaire de l'homme. Lorsque celui-ci en est privé pendant un certain temps, il est sujet à une maladie appelée le scorbut.

Les fruits sont très peu nourrissants par eux-mêmes ; mais par leur arôme et leur fraicheur, ils excitent l'appétit. Les fruits non mûrs sont indigestes et nuisibles à la santé.

Les légumes verts et les fruits servent surtout à varier le régime ; car, avec un régime trop uniforme, les forces digestives languissent et l'appétit disparaît.

La bonne qualité d'un aliment dépend non seulement

de la plus ou moins grande quantité de principes nutritifs qu'il renferme, mais encore de son degré de digestibilité. Celle-ci est favorisée par la bonne préparation des mets et par leur saveur agréable.

Il existe une classe de substances appelées condiments, savoir : le sel de cuisine, le sucre, le vinaigre, les épices, qui sont ajoutés aux aliments pour leur donner de la sapidité, afin d'en faciliter la digestion. Le sel de cuisine, dont l'emploi est indispensable à la vie, est le plus important de tous les condiments.

On utilise quelques végétaux pour préparer des boissons, telles sont le café, le thé et le chocolat.

Le café est un aliment, il excite, soutient les forces et ralentit la déperdition de la chaleur du corps. C'est une boisson très utile aux pauvres, aux travailleurs et aux soldats. Le café au lait de bonne qualité est une boisson très nourrissante.

Par suite d'une erreur déplorable, on ajoute au café une substance appelée chicorée, qui n'a aucune valeur alimentaire et est même quelquefois nuisible.

Le thé est à peu près aussi nutritif que le café ; il stimule le système nerveux et favorise la digestion.

En raison de leurs qualités excitantes, le café et le thé conviennent peu aux enfants au-dessous de quinze ans.

Le chocolat est préparé avec du cacao, graine d'un arbre de l'Amérique méridionale ; il fournit une boisson plus nourrissante que le café et le thé.

L'homme consomme des boissons fermentées, telles que le vin, le cidre la bière et les eaux-de-vie, qui toutes renferment plus ou moins d'alcool.

Le vin, la bière et le cidre pris à doses modérées sont des stimulants du système nerveux et favorisent la digestion. Mais les eaux-de-vie, qui renferment une plus grande quantité d'alcool que les liquides précédents et qui sont souvent l'objet de falsifications dangereuses, ne doivent être absorbées qu'avec une extrême circonspection, et le mieux serait de n'en boire que très exceptionnellement et à titre de médicament seulement.

L'eau-de-vie ne donne qu'une force factice et momentanée qui est bientôt suivie d'abattement. Elle semble réchauffer le corps, mais en réalité elle le refroidit.

Si elle est supportée, et non sans dommage, par des hommes robustes, bien nourris et bien habillés, elle détruit rapidement la santé chez ceux qui ne sont pas dans ces conditions.

La quantité de vin de moyenne qualité qui convient aux adultes est d'environ un demi-litre par jour. Les enfants jusqu'à 15 ans ne doivent boire que de l'eau rougie et jamais de vin pur.

La bière, plus nourrissante que le vin et le cidre, ne doit être prise qu'avec modération par les adultes et surtout par les enfants.

Le cidre se digère difficilement, qu'il soit récemment préparé et sucré ou qu'il soit devenu acide en vieillissant.

L'abus des liqueurs alcooliques est une des causes les plus fréquentes de maladies chez l'homme.

L'usage du tabac est assez généralisé pour en parler ici. Il renferme une petite quantité d'un poison violent, appelé nicotine. L'abus du tabac à fumer et à priser peut occasionner chez l'homme des maladies très-graves des yeux, du cerveau, de la moëlle épinière. Ces maladies sont encore bien plus à craindre chez les adolescents, à cause de la susceptibilité plus grande du système nerveux à cet âge.

Nous trouvons dans le pain, la viande, les légumes et les corps gras (beurre, saindoux, huile) qui entrent dans la composition de nos principaux repas, les substances nécessaires à l'entretien du corps.

Nous faisons en général trois repas par jour, un le matin, un à midi, un troisième le soir. Le repas du matin doit être léger et se composer soit de lait ou de café au lait, soit de chocolat et de pain. Le principal repas doit avoir lieu dans le milieu de la journée. Le repas du soir doit être moins substantiel et être pris au moins une ou deux heures avant de se coucher, afin que le sommeil ne soit pas troublé par le travail de la digestion. Il faut prendre les repas à des heures régulières.

L'alimentation doit varier suivant l'âge. L'enfant doit prendre une nourriture plus légère et doit manger un peu plus souvent que l'adulte ; il fait un petit repas entre les deux principaux de la journée, et ceci vers quatre heures du soir. L'adulte à besoin d'une nourriture plus substantielle que le vieillard.

Le laboureur et l'ouvrier doivent avoir une nourriture plus riche que les personnes qui se livrent à des travaux sédentaires. Les gens du Nord ont besoin de plus de nourriture que ceux du Midi.

Nous vivons de ce que nous digérons et non de ce que nous mangeons ; aussi ne devons-nous introduire dans notre estomac que la quantité nécessaire d'aliments digestibles. Le charger de substances indigestes ou d'une trop grande quantité d'aliments est la cause de nombreuses maladies. Il faut cesser de manger et de boire dès que l'on ne sent plus la faim et que l'on n'a plus soif. Il est nécessaire de laisser un intervalle de repos entre la fin de nos repas et la reprise de nos occupations.

Pour faciliter la digestion, on doit bien mâcher et triturer les aliments avec les dents ; aussi est-il nécessaire de veiller à la conservation de ces dernières. Quand on mange trop vite, les aliments n'ayant pas le temps d'être convenablement mâchés, triturés et imbibés de salive, sont mal digérés par l'estomac. Il ne faut manger ni trop chaud, ni trop froid, ni surtout passer sans transition de ce qui est bouillant à ce qui est glacé ; car de cette façon on altère la digestion et on favorise la carie des dents en faisant éclater l'émail qui protège ces organes.

Les ustensiles de cuisine doivent être tenus dans le plus grand état de propreté. Les ustensiles de cuivre doivent être rejetés, à moins qu'ils soient parfaitement étamés et que l'étamage ne renferme pas plus de 2 à 3 pour cent de plomb, car le plomb et le cuivre peuvent se dissoudre dans les aliments et produire des accidents d'empoisonnement.

On doit se méfier, aujourd'hui plus que jamais, des falsifications qu'une coupable industrie fait trop souvent subir aux denrées alimentaires.

CHAPITRE V.

DE L'EXERCICE.

L'exercice stimule l'appétit, rend la digestion des aliments plus parfaite, la respiration plus ample et plus accélérée, la circulation du sang plus active et augmente la chaleur du corps. Les exercices corporels calment le cerveau et reposent les nerfs.

Toutes les parties du corps se nourrissent mieux chez les personnes qui se livrent régulièrement à des exercices physiques, leurs muscles deviennent plus puissants et leurs forces augmentent. Ces personnes résistent mieux à l'influence des agents atmosphériques, à la fatigue et aux causes de maladies, que celles qui mènent une vie sédentaire.

Les exercices gymnastiques rationnels développent régulièrement toutes les parties du corps chez les enfants et les jeunes gens à l'âge de la croissance. C'est surtout à cette époque de la vie que les exercices physiques ont une grande influence sur la force et la puissance de résistance des individus pendant toute la vie. C'est la meilleure préparation à la vie militaire. Le jeune homme habitué aux exercices du corps fera un soldat vigoureux, dur à la fatigue et aux privations, et saura se servir avec avantage des armes qui lui seront confiées pour la défense de la patrie. La jeune fille, pour avoir une santé robuste, ne devra pas moins que le jeune homme être habituée aux exercices du corps.

La gymnastique est un puissant remède contre les difformités résultant d'attitudes vicieuses. Celles-ci ne sont que trop fréquemment le résultat d'un système défectueux du mobilier des écoles : ainsi, un banc trop bas avec une table trop haute pour la taille de l'enfant, l'obligent à relever une épaule et à s'infléchir d'un côté. Un banc trop haut et une table trop basse, ou trop d'écartement entre les deux, forcent l'enfant à se courber en avant. Le banc et la table doivent avoir des dimensions telles que l'enfant se tienne droit. Le banc doit avoir un dossier pour que l'enfant puisse s'appuyer et un marche-pied approprié à la longueur de ses jambes.

Les lettres de l'écriture dite anglaise, actuellement enseignée dans nos écoles, sont inclinées vers la droite. Pour obtenir cette inclinaison, on a eu le tort d'exiger que le bord inférieur du cahier soit parallèle au bord de la table. Or l'élève est dans ce cas forcé d'incurver le tronc ; de là une cause de difformité. Il vaut mieux incliner le cahier et laisser au corps une attitude régulière.

Les parents doivent veiller à ce que l'enfant qui écrit, lit, ou travaille à l'aiguille à la maison, ne prenne pas d'attitude vicieuse.

Les principaux exercices physiques sont la marche, la course, la chasse, la danse, l'escrime, la natation, la rame, le patinage, l'équitation, les jeux de balles, volants, etc.

La gymnastique proprement dite comprend une série d'exercices destinés à développer les muscles et à fortifier l'ensemble du corps. On peut faire des exercices gymnastiques sans appareils, en exécutant avec les membres et le tronc des mouvements répétés en divers sens ; ou bien avec des instruments mobiles tels que cannes, perches, haltères, cordes à sauter, ou encore avec des appareils à demeure fixe, comme le portique, la barre fixe, les anneaux, le trapèze, etc.

Autant que possible la gymnastique doit être faite en plein air. Ce n'est que par le mauvais temps qu'on doit s'exercer dans un lieu couvert, bien aéré. Il faut avoir un costume ne gênant aucun mouvement. La ceinture de gymnastique n'est pas indispensable.

Les exercices gymnastiques proprement dits peuvent être commencés à l'âge de cinq ans et doivent être continués chez l'adulte et même chez le vieillard. Il seront nécessairement proportionnés aux forces individuelles et à l'âge de chacun.

Pour éviter les refroidissements si souvent causes de maladies, quand le corps est échauffé par l'exercice, il faut prendre certaines précautions qui sont;

1° Ne pas passer sans transition d'un exercice violent au repos complet, mais y arriver progressivement ;

2° Ne pas s'exposer à un courant d'air frais ;

3° Ne pas s'asseoir ni se coucher sur le sol ou sur l'herbe ;

4° Ne pas se baigner dans l'eau froide ;

5° Attendre, pour boire de l'eau froide, que l'on soit reposé un peu et n'en boire ensuite que peu et à petites gorgées ;

6° Changer, si l'on peut, de chemise et de vêtements s'ils sont imbibés de sueur ou mouillés par la pluie.

CHAPITRE VI.

DU SOMMEIL.

Tout travail, tout exercice a besoin d'être interrompu par des moments de repos.

Le sommeil est un repos complet, nécessaire à l'homme pour récupérer les forces perdues pendant l'état de veille. Le sommeil imprime au corps une nouvelle énergie et ranime l'activité des sens.

La durée du sommeil doit être en rapport avec l'âge. Les enfants ont besoin en moyenne de neuf heures, les adultes de sept heures de sommeil. Le vieillard dort moins que l'adulte. La nuit seule doit être consacrée au sommeil. Cependant les enfants, jusque vers l'âge de dix-huit mois à deux ans, ont besoin de dormir pendant quelques heures le jour.

Il faut, dès le jeune âge, contracter l'habitude de se coucher de bonne heure et de se lever tôt. Veiller tard détériore la santé et fait vieillir vite, surtout quand on reste jusqu'à une heure avancée de la nuit dans des lieux de réunion où à la fâcheuse influence de la fatigue se joint le plus souvent la respiration d'un air vicié. C'est là une des causes les plus fréquentes d'étiolement des populations des grandes villes.

Il faut se débarrasser complétement de ses vêtements pour se coucher, et mettre une chemise de nuit pour laisser à celle du jour le temps de se sécher et de s'assainir.

La chambre à coucher, comme nous l'avons dit plus haut, doit être vaste, aérée, proprement tenue et ne rien renfermer qui puisse donner lieu à des exhalaisons malsaines. Il n'est nécessaire de la chauffer que par les grands froids, et seulement un peu avant de se coucher pour éviter de se refroidir en se déshabillant. On ne doit pas entretenir le feu pendant la nuit. Si on se sert de poêles, le tirage doit être parfait ; autrement les gaz de la combustion , en se répandant dans la chambre à coucher, peuvent déterminer des accidents graves chez les personnes qui y séjournent.

Il est bon d'isoler le lit de tous côtés des murs de la chambre, pour que le froid et l'humidité de ceux-ci ne se transmettent pas par ce contact au dormeur.

Les rideaux du lit sont inutiles, ils entravent la circulation de l'air et servent de réceptacle à la poussière.

Les diverses parties qui composent le lit servent à isoler le corps de l'homme du sol, à lui fournir un point d'appui uni, et à le garantir contre la déperdition de la chaleur pendant le sommeil.

Le matelas renferme soit du crin, soit de la laine, et le plus souvent un mélange des deux. La laine des matelas doit être battue et cardée une fois par an.

Sous le matelas existe un sommier élastique, ce qui est préférable, ou une paillasse dont le contenu doit être renouvelé souvent.

On ne doit pas se coucher sur un lit ou sur des oreilliers de plumes, car ce contact amollit le corps, provoque des sueurs et rend trop sensible aux variations de température. Pour soutenir la tête on se servira d'un traversin ou d'un oreiller de crin.

Les draps de lit, qui recueillent les déchets de la peau et ménagent la propreté des couvertures, des matelas et des oreillers, doivent être changés souvent.

On doit se servir de couvertures de laine ; elles conservent bien la chaleur du corps pendant la nuit. Quand il fait froid on met un édredon en duvet léger pardessus les couvertures.

Pour débarrasser les pièces de couchage des gaz qu'elles absorbent pendant la nuit, elles doivent être journellement aérées. La literie qui a servi à des malades doit être longtemps exposée à l'air et soigneusement battue. Mais si ces malades étaient atteints d'affections contagieuses, toutes les pièces de couchage dont ils se sont servis doivent être désinfectées. Le meilleur moyen de désinfection consiste à soumettre ces objets à une chaleur d'au moins cent degrés. A cette température seulement les germes contagieux sont détruits.

CHAPITRE VII.

HYGIÈNE DES SENS.

Le tact s'étend à toute la périphérie de la peau.

Le toucher, qui est le tact perfectionné, est exercé par les mains.

L'hygiène du tact et du toucher consiste dans l'entretien normal des fonctions de la peau. Pour conserver l'intégrité et la délicatesse du toucher, il faut éviter tout ce qui peut modifier la texture de la peau des mains. Tous les corps dont le contact épaissit, dessèche et fendille l'épiderme des mains nuisent à la perfection du sens du toucher.

Le sens du goût est celui qui nous donne la notion des saveurs. Le siège du goût réside dans la langue, le palais, le voile du palais, les lèvres, les joues et les glandes salivaires. Le goût se perfectionne avec l'âge ; il est moins parfait chez l'enfant que chez l'adulte et acquiert tout son développement chez le vieillard.

Pour conserver l'intégrité du sens du goût, il faut éviter tout ce qui peut porter atteinte aux organes qui en sont le siège, tels sont : l'abus des alcooliques, de substances âcres, caustiques ou très acides, la mastication du tabac.

Le siège de l'odorat réside dans la membrane qui tapisse l'intérieur des fosses nasales. Pour conserver l'intégrité de l'odorat, il faut éviter tout ce qui peut altérer la texture normale de cette membrane. Celle-ci est souvent le siège d'une inflammation appelée coryza, qui par sa fréquence en altère la sensibilité et nuit à l'odorat. Le meilleur moyen d'éviter le coryza est de rendre le corps moins sensible aux variations de température, en veillant aux soins hygiéniques à donner à la peau.

L'oreille, organe de l'ouïe, est un instrument très complexe, qu'il convient d'habituer aux impressions variées de l'atmosphère. Pour ce motif, il faut la laisser à découvert et ne pas l'abriter contre le froid au moyen de cheveux ou de bonnets, ni introduire de coton dans le conduit auditif ; autrement au moindre courant d'air l'oreille s'enflamme ou devient le siège de névralgies douloureuses.

Il est nécessaire d'entretenir la propreté du conduit externe de l'oreille ; il s'y sécrète un corps huileux, appelé cérumen qui quelquefois durcit au point d'y former un bouchon entraînant la surdité. Cette espèce de surdité est facile à faire disparaître par des injections répétées d'eau tiède.

Pour nettoyer le conduit de l'oreille, il ne faut jamais se servir de corps durs, tels qu'épingles à cheveux ou cure-oreilles ; car de cette façon on pourrait blesser l'oreille et déterminer la surdité. Il est préférable d'employer à cet usage le coin tortillé d'un linge fin, légèrement humecté.

Pour extraire du conduit auditif un insecte ou autre corps étranger qui s'y serait introduit, il faut y faire couler quelques gouttes d'huile d'amandes douces, puis y pratiquer des injections d'eau tiède.

Les bruits trop intenses, les explosions, les détonations diminuent l'activité de l'ouïe et déterminent même quelquefois la surdité ; c'est ce qui arrive aux artilleurs, aux machinistes des locomotives et aux forgerons.

L'oreille communique avec le fond de la gorge par un conduit appelé trompe d'Eustache. C'est par cette dernière voie que les inflammations du gosier se propagent aux parties profondes de l'oreille, et il en résulte des surdités plus ou moins complètes. On conçoit dès lors combien il importe, sous le rapport de l'intégrité du sens de l'ouïe, de combattre cette disposition particulière aux maux de gorge. On ne peut mieux arriver à ce résultat qu'en suivant les pratiques dont nous avons parlé précédemment, en traitant de l'hygiène de la peau et des vêtements

L'œil, organe de la vision, est un instrument très compliqué, très sensible, et qui exige pour conserver l'intégrité de ses fonctions des soins tout particuliers.

Pour la bonne conservation de la vue il faut :

Que, pendant nos travaux du jour et de la nuit, la lumière, soit naturelle, soit artificielle, arrive à l'œil de manière qu'elle ne soit ni trop intense pour offenser cet organe, ni trop faible pour en exiger des efforts ;

Que, si on écrit, lit ou travaille à des objets de petite dimension, l'œil soit à bonne distance des livres, des cahiers et des travaux qui nous occupent ;

Que la lumière artificielle soit réglée de manière à ne produire aucune tension et aucune fatigue des yeux ;

Que nos habitations, et surtout nos maisons d'école, soient bien éclairées pendant le jour.

Il est admis aujourd'hui par le plus grand nombre d'hygiénistes que le meilleur éclairage des salles d'école est celui qui n'a lieu que d'un côté, du côté nord, et par la gauche des élèves. Du nord ne viennent jamais de rayons solaires directs, par conséquent de lumière violente. L'éclairage bilatéral fatigue la vue : l'éclairage unilatéral par la gauche est le meilleur, parce que la lumière venant de face serait gênante ; par-derrière elle provoquerait des ombres sur les papiers et les livres ; et par la droite elle projetterait l'ombre de la main sur les lignes que l'élève transcrit sur le papier.

Les bancs et tables des écoles doivent avoir des dimensions telles que l'enfant ne soit pas forcé de se courber en avant et que ses yeux soient à bonne distance des livres et des cahiers.

Les livres classiques doivent être bien imprimés et les caractères d'imprimerie assez grands pour être lus sans fatigue.

L'habitude de lire, d'écrire et de fixer de petits objets de trop près, produit la myopie, infirmité malheureusement trop commune, surtout parmi les élèves des classes supérieures des collèges et lycées, parmi les étudiants des facultés et les savants.

On peut guérir un commencement de myopie en exerçant peu à peu les yeux à distinguer les objets de plus loin. Cette infirmité est rare chez les personnes qui, vivant beaucoup au dehors, sont habituées à fixer les objets à de grandes distances, comme les agriculteurs, les chasseurs ; elle est aussi plus rare dans les écoles rurales que dans les écoles urbaines.

Il y a des yeux qui ne voient pas bien les objets de près, mais qui les distinguent bien de loin ; ce sont les yeux presbytes. Cette infirmité, rare dans la jeunesse et l'âge mûr, est fréquente dans la vieillesse.

Les myopes et les presbytes ont souvent besoin pour y mieux voir de porter des lunettes. Celles-ci sont à verres concaves pour le myope et à verres convexes pour le presbyte. Mais on ne doit point se servir de lunettes sans nécessité et avant d'avoir consulté un médecin, pour savoir s'il en est besoin et quel est le numéro des verres qui conviennent : autrement on pourrait occasionner un grand préjudice à la vue. On ne comprend pas qu'il y ait tant de personnes, ayant de fort bons yeux, qui, pour obéir à une mode ridicule et sans doute pour se donner de l'importance, ruinent volontairement leur vue, en portant sans qu'il y ait nécessité, des lunettes, binocles au monocles.

Si la vue s'affaiblit par l'emploi d'une lumière défectueuse, ou en travaillant trop longtemps à des objets de petite dimension, malheureusement aussi elle se perd souvent complètement par des maladies et des accidents. La moitié des aveugles existant en Europe, le sont devenus à la suite d'une maladie appelée ophthalmie des nouveau-nés. Beaucoup de ces malheureux ne seraient pas devenus aveugles, si leurs mères ou leurs nourrices avaient eu recours à un médecin dès les premiers signes de la maladie. Celle-ci se reconnaît à la rougeur et au gonflement des paupières, qui laissent s'échapper par leurs bords une matière jaunâtre. Si un enfant présente ces symptômes, il faut, en attendant l'arrivée du médecin, laver les yeux fréquemment, en faisant tomber entre les paupières écartées avec les doigts, un filet d'eau tiède exprimée d'un linge propre.

Il est nécessaire de garantir les nouveau-nés contre les refroidissements qui sont souvent la cause de la maladie dont il vient d'être question.

Il ne faut jamais se frotter les yeux avec les doigts ; car ceux-ci sont souvent sales et peuvent ainsi occasionner des ophthalmies.

Le linge qui a servi une fois au pansement d'une maladie des yeux ne doit plus servir et être brûlé immédiatement. L'inobservation de cette mesure est une des causes qu'il se déclare quelquefois dans les écoles, pensionnats, casernes, ateliers et hôpitaux, des épidémies de maladies contagieuses des yeux.

Les yeux sont souvent dangereusement blessés par des plumes, crayons, canifs, matières explosibles ou autres corps étrangers. Si un accident de ce genre se produit, il est nécessaire d'appeler immédiatement un médecin, et, en attendant son arrivée, on doit faire tenir la tête dans la position horizontale et appliquer sur les yeux fermés une compresse imbibée d'eau froide.

Si on reçoit dans l'œil un grain de sable, un insecte ou autre corps étranger, on essayera de l'enlever en laissant tomber entre les paupières écartées par le pouce et l'index, un filet d'eau tiède. Mais si c'est de la chaux vive, il faut bien se garder d'employer de l'eau, ce qui aggraverait la situation ; mais dans ce cas on écartera les paupières et on tâchera d'enlever le fragment de chaux, au moyen d'un pinceau, d'une plume d'oie ou d'un morceau de papier roulé imbibé d'huile.

Les ouvriers exerçant certaines professions, comme les mineurs, les tailleurs de pierre, les sculpteurs, les forgerons, les graveurs, sont exposés, par la nature de leurs travaux, à recevoir dans les yeux des poussières et des parcelles de différentes matières. Pour se garantir contre ces accidents, ces ouvriers devront porter des lunettes à verres unis, entourés d'un manchon en tissu souple adhérant à la peau du front et des pommettes.

Pour les maladies des yeux, comme pour toutes celles qui affigent le genre humain, n'employez jamais de médicaments que sur l'avis d'un médecin.

FIN.

TABLE DES MATIÈRES.

BIBLIOTHÈQUE NATIONALE R.F. IMPRIMÉS

Châlons, imp. T. Martin.

www.ingramcontent.com/pod-product-compliance
Ingram Content Group UK Ltd.
Pitfield, Milton Keynes, MK11 3LW, UK
UKHW021943260726
13994UKWH00004B/1511